De

L'HYGIÈNE

SOCIALE

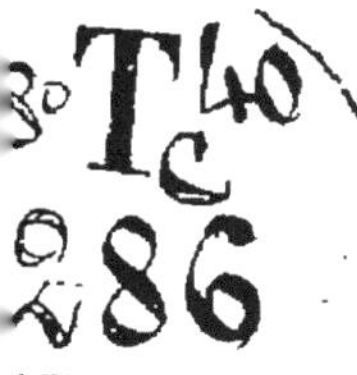

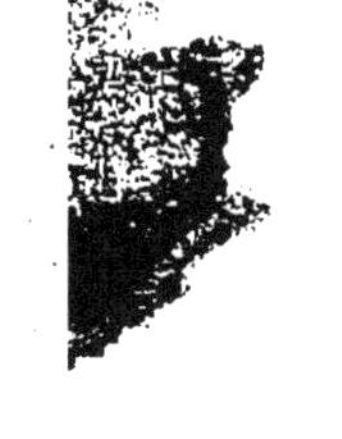

De

L'HYGIÈNE

SOCIALE

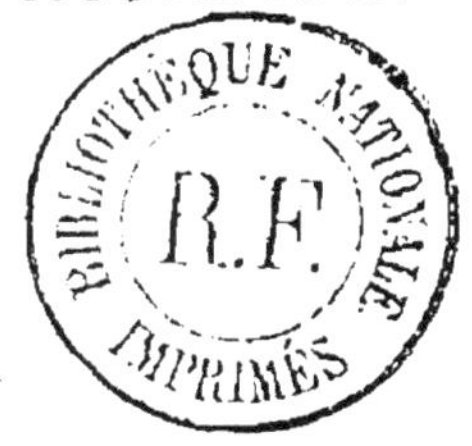

MONSIEUR ET CHER CORRESPONDANT,

Vous voulez bien m'envoyer en communication votre intéressant manuscrit, traitant de *l'hygiène sociale*, lequel a été récompensé à la réunion générale d'hiver de l' « Union mutualiste de l'Ain » (le 13 décembre 1908) d'un second prix représenté par une médaille d'honneur offerte par le comité de l' « Alliance d'hygiène sociale ».

Il me paraît qu'il y a dans ce fait tout à la fois, une indication et un symbole.

En effet, l' « Alliance d'hygiène sociale », qui a eu comme président-fondateur le regretté Casimir Périer, comme président actuel l'éminent Léon Bourgeois et comme secrétaires généraux des personnalités de la valeur de MM. Edouard Fuster, Raoul Bompard, Joseph Mautet, est la plus haute émanation de cette science nouvelle qui a pour but unique l' « Education sociale ».

Et le mot « éducation » doit être pris ici dans son sens le plus haut et le plus large, car il s'agit de cette action plus diverse, plus difficile à saisir, mais aussi plus intime et plus pénétrante, qui met en éveil et en œuvre toutes les bonnes volontés agissantes et qui s'exerce non seulement sur l'esprit mais sur le caractère, sur les habitudes et sur les mœurs.

L' « Education » doit être pour tous, l'art de la préparation à la vie, car elle a pour but la formation de la personne humaine tout entière.

Le Comité organisé par la société « La Fraternelle de Châtillon-sur-Chalaronne », en vous attribuant comme prix la médaille d'honneur offerte par l' « Alliance d'hygiène sociale » a reconnu à votre manuscrit le caractère éducateur qui caractérise les tendances de l' « Alliance ».

L' « Union mutualiste de l'Ain » est la propagatrice naturelle de l'œuvre éducatrice de l' « Alliance d'hygiène sociale » ; elle a accepté la mission de répandre parmi les sociétés de secours mutuels et par leur entremise, les pratiques « d'hygiène » applicables soit à la collectivité communale, soit aux personnalités.

Et c'est pourquoi nos congrès annuels, depuis 10 ans, ont toujours été précédés de conférences sur l' « hygiène sociale » et que cette année encore, cette partie du programme sera remplie le 29 mai, à Nantua, par le très distingué Maître *Jules Courmont*, professeur à la Faculté de Lyon.

L'appui de l'Union mutualiste de l'Ain est donc entièrement acquis à votre effort, mon cher correspondant, et si, comme vous en manifestez l'intention, vous mettez à exécution votre projet de faire imprimer votre travail, l'Union se fera un devoir de le répandre parmi les sociétés affiliées, ne regrettant qu'une chose, c'est que son budget trop étroit ne lui permette pas de venir en aide dans l'œuvre éducatrice à laquelle vous tendez.

Veuillez agréer, Monsieur et cher correspondant, l'expression de mes sentiments les plus distingués,

L. VILLARD,
Président de l'*Union Mutualiste de l'Ain*.

Bourg, le 26 Avril 1909.

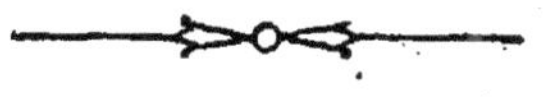

DE L'HYGIÈNE SOCIALE

De la propreté de l'habitation, du corps. — Dans la famille, soit à la ville, soit à la campagne, la première mesure d'hygiène est la propreté.

Pour qu'une maison soit propre, il faut, dès le lever, ouvrir toutes les ouvertures sans cependant établir un courant d'air qui pourrait être nuisible à la santé des enfants ou des adultes. Dès qu'une chambre ou une pièce de l'appartement est libre, on peut établir un courant d'air qui chassera l'air malsain et contaminé par la respiration des habitants, et cet air rempli de microbes, dépourvu d'oxygène, sera remplacé par un air pur sans lequel on ne peut vivre bien portant.

En se levant, et avant de se mettre au travail, on

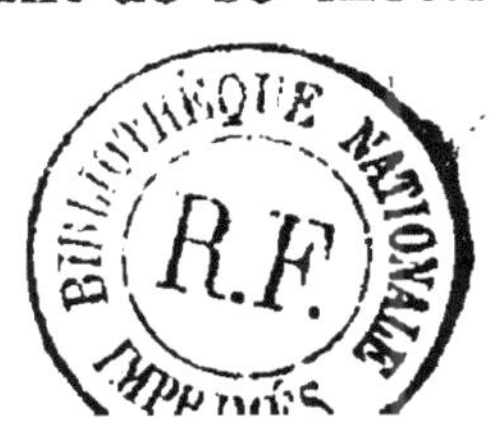

doit faire sa toilette, qui consiste à se laver les mains, la figure, à se peigner. La femme, dès le matin, doit faire son ménage, c'est-à-dire qu'elle a charge du soin des enfants, si elle a le bonheur d'en avoir. (Je dis bonheur, oui ! car l'enfant est le complément du bonheur dans le ménage). Puis, la mère doit mettre la maison en état de propreté aussi parfaite que possible, tout en préparant les repas de la journée.

Dans une famille, il faudrait bien faire comprendre que l'on doit se laver les mains avant et après chaque repas, car après un travail quelconque, l'homme ou la femme vaquant à leurs occupations et se mettant à table sans se laver les mains peuvent introduire des microbes dans l'intérieur du corps, source de toutes les maladies.

Hygiène de la bouche. — L'hygiène de la bouche, des dents en particulier, consiste en peu de chose : se gargariser après chaque repas avec un peu d'eau tiède, si possible bouillie.

Si on apprenait à l'enfant à le faire, il finirait par ne plus l'oublier et se conserverait une bonne dentition ; on devrait aussi de temps en temps les nettoyer avec une brosse à dent.

Des bains. — Il faut aussi prendre des bains de temps en temps, car les pores de la peau finiraient par se boucher (chaque société Mutuelle devrait favoriser le développement des bains-douches, en contribuant, même pécuniairement, à leur création ou à leur entretien).

(La peau contient une multitude de petites glandes en forme de tubes pelotonnés sur eux-mêmes, ce sont les glandes sudoripores, chargées de produire la sueur, et dont les fonctions sont si essentielles que des animaux couverts d'un enduit empêchant leur sécrétion *meurent en quelques heures).*

Un recueil d'hygiène à publier. — Chaque société de secours mutuels devrait faire imprimer un petit recueil d'hygiène pratique et facile à comprendre, qui serait distribué à chacun de ses membres et même, en dehors de la société, si ses moyens le lui permettaient.

Puisque la chose n'est pas encore faite, voici un moyen qui est à la portée de tout le monde, car il y a peu de maisons où la réclame des grandes pharmacies ne pénètre pas. Dans chaque brochure, il y a quelques pages qui indiquent, en peu de mots, les premières mesures à prendre *en attendant l'arrivée d'un médecin* (car il ne faut jamais s'adresser aux soi-disant sorciers ou somnambules qui vivent de la crédulité des gens sans les guérir). Et avec ces renseignements, beaucoup de malades éloignés seraient un peu soulagés et même quelquefois guéris.

On y indique ce qu'il y a à faire contre les empoisonnements, secours à donner aux noyés, moyens pour éviter l'asphyxie et toute espèce de maux, refroidissements, etc., etc.

Désinfectants à employer. — Dans nos campagnes, il faut absolument faire pénétrer l'hygiène, car bien que nous soyons au XX⁰ siècle, il y a encore beaucoup à faire. Il faut absolument arriver à faire comprendre la nécessité d'enlever des cours le fumier qui est un ferment et un véritable nid à microbes. Il s'en dégage d'abord une odeur infecte, surtout les jours où on le transporte pour aller l'étendre comme engrais ; puis, le purin qui coule de ces tas de fumier s'infiltre à travers la terre et quelquefois même correspond avec les puits, corromp l'eau et occasionne des fièvres thyphoïdes. J'ai vu le cas se produire ici. Il faudrait aussi faire entrer dans les mœurs qu'il existe et se vend dans le commerce de la naphtaline pour les poulaillers, du crésil, autrement dit de l'huile lourde de houille, de l'acide phénique, du chlore, de l'huile de schiste, etc., qui servent de désinfectant.

De la contamination par les mouches. — Pas plus tard que hier, en me promenant à bicyclette, j'ai trouvé sur ma route, piquée au bout d'un bâton, une vipère tuée par un journalier. Les mouches bourdonnaient tout autour et la piqûre d'une de ces mouches aurait suffi pour occasionner du mal à une personne ; il faudrait arriver à faire comprendre qu'au lieu d'exposer les animaux nuisibles tels que taupes, tiercelets, buses, éperviers, couleuvres, etc., on ferait mieux de les enfouir.

Les dangers que font courir, entre autres, les mouches et les moustiques, ne sont pas assez connus ; ces insectes sont les propagateurs d'une foule de maladies.

Les mouches sont pour nous un danger permanent et d'autant plus redoutable qu'il ne se manifeste pas ouvertement. Ce danger doit être démasqué.

Plus on étudie l'origine des maladies contagieuses, plus on s'aperçoit du rôle des mouches.

Parmi ces maladies, la tuberculose, notre grand facteur de mortalité, se contracte beaucoup plus fréquemment qu'on ne pourrait le croire, par l'intermédiaire des mouches.

On sait combien les mouches sont friandes de crachats. Il suffit d'avoir traversé, en été, une salle d'hôpital, pour avoir remarqué la couronne de mouches qui entoure chaque crachoir, surtout le crachoir du tuberculeux dont le contenu épais, purulent, les attire plus spécialement. Les mouches avalent ainsi des quantités considérables de bacilles tuberculeux.

Le Dr André a démontré que les bacilles tuberculeux se retrouvent intacts et virulents dans les excréments des mouches. Ces excréments souillent murs, meubles, vaisselle. Si la maison est habitée par un tuberculeux, arrivé à une période assez avancée de sa phtisie, les poussières de ses excréments voltigent et tombent sur les aliments ; elles sont respirées et avalées. Combien de contagions inexpliquées ont une telle origine !

Il est facile de comprendre que des mouches encore engluées de crachats tuberculeux viennent déposer ces germes avec leurs pattes et avec leurs trompes, ou par l'intermédiaire de leurs excréments, sur des plaies ou des croûtes.

On sait combien les mouches sont attirées par les plaies de tête des enfants qui ont (comme cela est si fréquent) des croûtes sur le cuir chevelu, derrière les oreilles, autour des yeux, et combien aussi, il leur est difficile de se préserver des mouches ; cela est même impossible sans pansement. Si l'enfant habite avec un turberculeux, le transport par les mouches du crachat du tuberculeux sur la croûte de l'enfant est chose fatale, la contagion est certaine. Aucun tubercule de la peau n'y échappe. Un simple ganglion enflammé, et la tuberculose peut se déclarer dix ans plus tard.

Voilà le grand, le très grand danger que nous font courir les mouches, danger d'autant plus grave qu'il est invisible et ne se manifeste qu'à longue échéance.

Il faut donc détruire les insectes autour de nous, mais surtout les mouches.

Leur nombre est tellement considérable, les points de pullulation sont tellement disséminés que la destruction paraît une utopie.

Les mouches prennent naissance dans les liquides des fosses, des fumiers dans les purins. Pour arriver à faire disparaître tous ces foyers, il faudrait un plan général et l'imposer pour tous et par la bonne volonté de tous.

C'est presque impossible. Tout paysan devrait cependant comprendre que c'est dans son écurie et dans sa fosse à purin que prennent naissance les mouches qui harcèlent ses bêtes en été. Il faudrait le lui apprendre à l'école primaire.

Le plan de lutte serait le suivant. Eviter, au printemps et pendant l'été, les eaux de fumier stagnantes ou les recouvrir d'huile de schiste. Eviter toute flaque liquide dans les écuries, à porcs ou à bêtes quelconques ; Tenir ces écuries très propres ; Protéger les fosses d'aisance.

Pour étouffer les larves des mouches, c'est l'huile de schiste qui est le plus efficace, le meilleur marché et le plus commode à employer.

Hygiène du tuberculeux. — Lorsqu'il y a un malade dans une maison, on devrait immédiatement aller chercher un médecin, car en attendant, la maladie s'aggrave et lorsque l'on a recours au praticien, il est quelquefois trop tard.

Lorsqu'on a un malade, il faut, si c'est possible, l'isoler, surtout si c'est une maladie épidémique ou contagieuse, et lorsque c'est le cas, on devrait laver la vaisselle du malade à part, bien l'ébouillanter et veiller à ce que personne ne s'en serve.

Quand un malade est guéri d'une maladie contagieuse, ou après un décès, le médecin devrait indiquer les moyens à employer pour désinfecter les appartements, voir même le linge et objets appartenant au malade.

De la désinfection. — C'est par ce seul moyen que l'on arrivera à enrayer les épidémies. Pour le moment, on ne peut encore guère employer la désinfection, surtout une désinfection complète car les communes et les sociétés ne sont pas outillées pour cela ; mais, la mutualité aidant, peut-être qu'un jour prochain nous arriverons par l'association, telle que l'*Union Mutuelle de l'Ain* et les pouvoirs publics réunis, à obtenir un matériel complet ou à peu près, de désinfection.

J'ai justement entendu une discussion à ce sujet dans une assemblée de notre département.

On parlait d'achat d'étuve à désinfecter et autres machines ou appareils qui, distribués dans les divers hôpitaux du département, seraient mis à la disposition des communes qui en feraient la demande ; il faut que cela se fasse le plus tôt possible, que ces divers appareils soient mis à la disposition des sociétés par ordre du médecin ou à la demande des sociétés.

Du rôle de la mutualité dans la lutte contre les maladies épidémiques. — C'est par la mutualité que l'on arrivera à faire rentrer un peu d'hygiène dans nos centres ruraux, mais il faut que cet enseignement soit commencé dès l'école afin d'habituer l'enfant à cet idée.

Chaque société devrait donner des conférences ou plutôt devrait profiter des réunions générales pour faire comprendre à tous l'importance de l'hygiène et s'efforcer, dans des causeries intéressantes et bien comprises, de lutter contre l'alcoolisme ; de répandre parmi ses membres des connaissances précises sur la contagion de la tuberculose et de modifier les statuts de manière à pouvoir assister les personnes frappées d'une tuberculose débutante alors que la maladie n'entraine pas l'incapacité de travail et le séjour à l'appartement.

J'ai visité l'exposition d'hygiène de Lyon, l'année dernière; j'y ai vu de bien belles choses et constaté les grands progrès faits en matière d'hygiène de toute sorte ; mais on n'y rencontrait pas grand'chose de pratique, pouvant se mettre à la portée de simples particuliers et des sociétés mutuelles.

Car tous les appareils tels,que : étuve à désinfection et autres, sont d'un prix très élevé et ne peuvent s'acquérir que par l'association de toutes les sociétés mutuelles et avec l'aide des pouvoirs publics.

Ce n'est du reste que par cette union que l'on arrivera à lutter contre les contagions multiples qui nous environnent et font tant de victimes.

CONCLUSIONS

Enquête de M. J. Courmont. Le pays où l'on meurt peu. — Je termine par la publication d'un compte-rendu, de M. le docteur Jules Courmont, sur une enquête faite au cours d'une mission, en 1908, en Suède et en Norvège.

Le pays où l'on meurt peu

« En Suède, la mortalité qui était de 17,7 pour 1.000 habitants en 1880, en 1906 baisse progressivement à 14,3. La mortalité infantile qui n'était que de 112,17 a baissé jusqu'à 82,2.

« En Norvège, la mortalité de 1880 à 1906 a passé de 16 à 13,5 et la mortalité infantile de : 95,9 à 69,4.

« En France, la mortalité moyenne étant de 20 par 1000, au taux de la Suède nous gagnerions chaque année 216.000 existences et, au taux de la Norvège, nous en gagnerions 247.000. Notre mortalité infantile étant de 150 pour 1000, au taux de la mortalité norvègienne, nous gagnerions chaque année 64.480 nourrissons.

« Dès lors, si nous arrivions en France à abaisser la mortalité au taux de la Norvège, nous aurions un excédent annuel moyen de 275.000 existences par an, soit à peu près le quart de l'excédent allemand qui est voisin du million annuel. »

A quelles causes peut-on attribuer la faible mortalité des pays scandinaves ? Le docteur Jules Courmont trouve ces causes dans les habitudes hygiéniques de la population : grands bains publics, organisation remarquable des hôpitaux qui permet d'y soigner les infectieux riches, aussi bien que les pauvres ; propreté de l'habitation ; soins hygiéniques répandus dans toutes les classes de la société.

Mais, ce qui a le plus frappé notre savant voyageur, c'est la discipline parfaite avec laquelle les Suédois et les Norvègiens mènent la lutte contre les maladies évitables. Tout le monde a foi dans les découvertes scientifiques et médicales ; tout le monde obéit à la loi, tout le monde fait son devoir, depuis les pouvoirs publics jusqu'au dernier citoyen. (Un cas de maladie contagieuse devient affaire publique n'intéressant plus que la collectivité).

Les idées de liberté individuelle absolue ne se mettent jamais en opposition avec les nécessités de l'intérêt général.

Edmond Gauthier.

45

www.ingramcontent.com/pod-product-compliance
Ingram Content Group UK Ltd.
Pitfield, Milton Keynes, MK11 3LW, UK
UKHW022347170726
13837UKWH00005BA/2469